COURS PRATIQUE D'ACCOUCHEMENS,

AVEC UNE NOUVELLE NOMENCLATURE DES PRÉSENTATIONS ET POSITIONS DU FŒTUS, DÉSIGNÉE SOUS LE NOM GÉNÉRIQUE DE PELVI-FŒTALE,

PAR ETIENNE MOULIN,

Docteur en médecine de la Faculté de Paris, Médecin-accoucheur, Médecin-adjoint de la prison de Bicêtre, l'un des Chirurgiens du quatrième Dispensaire de la Société Philantropique, Médecin des Bureaux de Bienfaisance du dixième Arrondissement, Membre de plusieurs Sociétés médicales.

Sumito naturam ducem, non errabis.

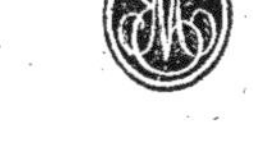

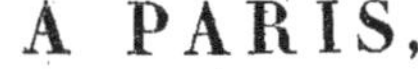

A PARIS,

CHEZ { SAMSON FILS, Libraire pour l'Éducation, les Arts et les Langues étrangères vivantes, quai Voltaire, n°. 5.
L'AUTEUR, rue de la Chaise, n°. 4, F. S. G.

1821.

DE L'IMPRIMERIE DE LEFEBVRE, RUE DE BOURBON, N°. 11.

COURS PRATIQUE D'ACCOUCHEMENS,

Avec une nouvelle Nomenclature des Présentations et Positions du Fœtus, désignée sous le nom générique de *Pelvi-Fœtale* (*),

PAR LE DOCTEUR ETIENNE MOULIN,

Médecin-Accoucheur, Médecin-Adjoint de la prison de Bicêtre, l'un des Chirurgiens du 4e. Dispensaire de la Société philantropique, etc. etc.

Les dénominations qui composent ma nomenclature sont formées de deux racines, dont l'une est fournie par le nom de la région que le fœtus présente au détroit supérieur, et l'autre par celui des six points du bassin (*les cavités cotyloïdes*, *les symphyses sacro-iliaques*, *le pubis et l'angle sacro-vertébral*), sur lesquels chaque présentation peut s'appliquer. Cette nomenclature, dont le nom générique de *pelvi-fœtale* se trouve ainsi justifié, a au moins pour elle d'être extrêmement simple et facile; aussi ai-je tout lieu de la présenter avec quelque confiance. J'ai joint à la nomenclature un Cours pratique d'accouchemens sous la forme de tableaux synoptiques, dans lesquels j'expose, 1°. les signes qui font reconnaître chaque présentation du fœtus; 2°. les caractères propres à chaque position; 3°. enfin les manœuvres employées pour la terminaison des accouchemens artificiels. On trouvera encore dans cette partie de mon travail un grand nombre d'innovations, car, plusieurs manœuvres qui ont été conseillées m'ayant paru vicieuses, ou même impraticables, j'ai cru devoir leur en substituer d'autres que l'expérience et des méditations profondes sur les accouchemens, m'ont démontrées plus rationelles, plus faciles à exécuter et plus certaines.

Ier. TABLEAU SYNOPTIQUE DES ACCOUCHEMENS.

L'ACCOUCHEMENT est l'expulsion spontanée ou l'extraction artificielle d'un ou de plusieurs enfans et de leurs dépendances, de la cavité de la matrice [illegible]

SPONTANÉS [illegible]

ARTIFICIELS [illegible]

MANUEL [illegible]

INSTRUMENTAL [illegible]

[illegible]

Afin de m'éviter des répétitions multipliées, je vais exposer ici d'une manière succinte les principales règles à observer dans les manœuvres tant manuelles qu'instrumentales.

A. MANŒUVRES MANUELLES [illegible]

B. MANŒUVRES INSTRUMENTALES [illegible]

(*) Cette nomenclature a déjà été imprimée dans la Gazette de santé [illegible]

A PARIS, chez L'AUTEUR, rue de la Chaise, n° 4, F. S. G.; et chez SAMSON FILS, Libraire pour l'éducation, les arts et les langues étrangères vivantes, quai Voltaire, n°. 5. (MAI 1821.)

COURS PRATIQUE D'ACCOUCHEMENS,

Avec une nouvelle Nomenclature des Présentations et Positions du Fœtus, désignée sous le nom générique de *Pelvi-Fœtale*,

PAR LE DOCTEUR ETIENNE MOULIN,

Médecin-Accoucheur, Médecin-Adjoint de la prison de Bicêtre, l'un des Chirurgiens du 4e. Dispensaire de la Société philantropique, etc. etc.

IIe. TABLEAU SYNOPTIQUE DES ACCOUCHEMENS.

Ayant exposé d'une manière générale, dans mon premier tableau, les principales règles à observer dans la pratique des manœuvres tant manuelles qu'instrumentales, je vais maintenant faire l'application de ces règles à chacune des présentations et positions du fœtus en particulier, en commençant par la tête.

	PRÉSENTATIONS.	SIGNES DES PRÉSENTATIONS.	POSITIONS.	CARACTÈRES DES POSITIONS.	MANŒUVRES.
DE LA TÊTE.	DU SOMMET ou OCCIPUT. — RÉGION OCCIPITALE (partie postérieure du sommet et occiput.) Présentation d'élection pour l'accouchement spontané.	[illegible]	OCCIPITO-cotyloïdienne gauche.	[illegible]	[illegible]
			OCCIPITO-cotyloïdienne droite.	[illegible]	[illegible]
			OCCIPITO-sacro-iliaque droite.	[illegible]	[illegible]
			OCCIPITO-sacro-iliaque gauche.	[illegible]	[illegible]
			OCCIPITO-pubienne.	[illegible]	[illegible]
			OCCIPITO-sacro-vertébrale.	[illegible]	[illegible]
	DU VERTEX ou SINCIPUT. — [illegible]	[illegible]	SINCIPITO-cotyloïdienne gauche.	[illegible]	[illegible]
			SINCIPITO-cotyloïdienne droite.	[illegible]	[illegible]
			SINCIPITO-sacro-iliaque droite.	[illegible]	[illegible]
			SINCIPITO-sacro-iliaque gauche.	[illegible]	[illegible]
			SINCIPITO-pubienne.	[illegible]	[illegible]
			SINCIPITO-sacro-vertébrale.	[illegible]	[illegible]
	DE LA FACE — RÉGION FRONTO-[illegible]	[illegible]	FRONTO-cotyloïdienne gauche.	[illegible]	[illegible]
			FRONTO-cotyloïdienne droite.	[illegible]	[illegible]
			FRONTO-sacro-iliaque droite.	[illegible]	[illegible]
			FRONTO-sacro-iliaque gauche.	[illegible]	[illegible]
			FRONTO-pubienne.	[illegible]	[illegible]
			FRONTO-sacro-vertébrale.	[illegible]	[illegible]
DE LA TÊTE.	DES OREILLES. — RÉGIONS TEMPORALES.	[illegible]	TEMPORO-cotyloïdienne gauche.	[illegible]	[illegible]
			TEMPORO-cotyloïdienne droite.	[illegible]	[illegible]
			TEMPORO-sacro-iliaque droite.	[illegible]	[illegible]
			TEMPORO-sacro-iliaque gauche.	[illegible]	[illegible]
			TEMPORO-pubienne.	[illegible]	[illegible]
			TEMPORO-sacro-vertébrale.	[illegible]	[illegible]
	DE LA BASE DU CRANE. — RÉGION SPHÉNOÏDALE.	[illegible]	SPHÉNOÏDO-cotyloïdiennes gauche et droite. SPHÉNOÏDO-sacro-iliaques droite et gauche. SPHÉNOÏDO-pubienne. SPHÉNOÏDO-sacro-vertébrale.	[illegible]	[illegible]

Quelques auteurs ont encore décrit comme une présentation de la base du crâne, l'arrêt de la tête au détroit supérieur, lorsque le tronc, venu le premier, était déjà en dehors; mais cette présentation est tout-à-fait idéale, puisqu'avant de l'offrir, l'enfant avait présenté une autre région, et que d'ailleurs la tête n'étant pas décollée, la base du crâne ne se trouve réellement pas en vue. [illegible]

A PARIS, chez L'AUTEUR, rue de la Chaise, no. 4, F. S. G.; et chez SAMSON Fils, Libraire pour l'éducation, les arts et les langues étrangères vivantes, quai Voltaire, no. 5. (1821.)

COURS PRATIQUE D'ACCOUCHEMENS,

Avec une nouvelle Nomenclature des Présentations et Positions du Fœtus, désignée sous le nom générique de *Pelvi-Fœtale* (*),

PAR LE DOCTEUR ETIENNE MOULIN,

Médecin-Accoucheur, Médecin-Adjoint de la prison de Bicêtre, l'un des Chirurgiens du 4e. Dispensaire de la Société philantropique, etc. etc.

IIIe. TABLEAU SYNOPTIQUE DES ACCOUCHEMENS.

Dans ce troisième tableau sont exposées les manœuvres propres à terminer les accouchemens des présentations du tronc; c'est à simplifier ces manœuvres et à mettre dans leur description le plus d'ordre et de méthode possible que je me suis principalement attaché.

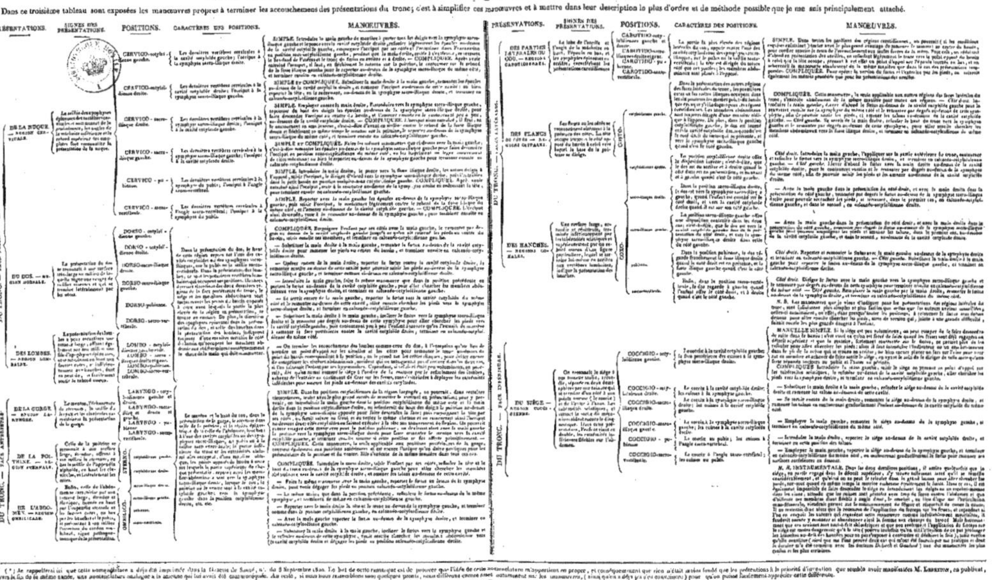

(*) Je rappellerai ici que cette nomenclature a déjà été imprimée dans la Gazette de Santé, n°. du 5 Septembre 1820. Le but de cette remarque est de prouver que l'idée de cette nomenclature m'appartient en propre, et conséquemment que rien n'était moins fondé que les prétentions à la priorité d'invention que semble avoir manifestées M. [illegible], en publiant, vers la fin de la même année, une nomenclature analogue à la mienne qui lui avait été communiquée. Au reste, si nous nous ressemblons sous quelques points, nous différons encore assez notamment sur les manœuvres, (ainsi qu'on a déjà pu s'en convaincre) pour qu'on puisse facilement apprécier cette différence.

A PARIS, chez l'AUTEUR, rue de la Chaise, n°. 4, F. S. G.; et chez SAMSON FILS, Libraire pour l'éducation, les arts et les langues étrangères vivantes, quai Voltaire, n°. 5. (1821.)

IVᴱ. ET DERNIER TABLEAU SYNOPTIQUE DU COURS PRATIQUE D'ACCOUCHEMENS

DU DOCTEUR ETIENNE MOULIN,

Médecin-Accoucheur, Médecin-Adjoint de la prison de Bicêtre, l'un des Chirurgiens du 4ᵉ. Dispensaire de la Société philantropique, etc. etc.

Aux manœuvres propres à terminer les accouchemens des présentations des membres, j'ai joint dans ce dernier tableau celles que requièrent les principaux cas de grossesse multiple, la manière d'opérer la délivrance et celle de pratiquer le toucher avec fruit. J'ai indiqué, de plus, la conduite que l'accoucheur doit tenir dans le cas d'avortement, et les moyens à employer pour prévenir et remédier aux divers accidens que la mère et l'enfant peuvent éprouver pendant et après le travail, afin de justifier plus complètement le titre de *Cours pratique d'accouchemens* que j'ai donné à mon ouvrage.

PRESENTATIONS.	SIGNES DES PRESENTATIONS.	POSITIONS.	CARACTÈRES DES POSITIONS.	MANŒUVRES.
DES EXTRÉMITÉS SUPÉRIEURES. DES ÉPAULES.		SCAPULO-cotyloïdiennes gauche et droite. SCAPULO-sacro-iliaques droite et gauche. SCAPULO-pubienne. SCAPULO-sacro-vertébrale.		
DES EXTRÉMITÉS INFÉRIEURES. DES GENOUX.		ROTULO-cotyloïdiennes gauche et droite. ROTULO-sacro-iliaques droite et gauche. ROTULO-pubienne. ROTULO-sacro-vertébrale.		COMPLIQUÉE.
DES PIEDS.		CALCANÉO-cotyloïdienne gauche.		SIMPLE.
		CALCANÉO-cotyloïdienne droite.		
		CALCANÉO-sacro-iliaque droite.		
		CALCANÉO-sacro-iliaque gauche.		
		CALCANÉO-pubienne.		
		CALCANÉO-sacro-vertébrale.		

MANŒUVRES APPLICABLES AUX GROSSESSES MULTIPLES.

DE LA DÉLIVRANCE.

DU TOUCHER.

DE LA CONDUITE DE L'ACCOUCHEUR, DANS LE CAS D'AVORTEMENT.

CONCLUSION.

A Paris, chez L'AUTEUR, rue de la Chaise, n° 4, F. S. G.; et chez SAMSON Fils, Libraire pour l'éducation, les arts et les langues étrangères vivantes, quai Voltaire, n° 5. (1821.)

www.ingramcontent.com/pod-product-compliance
Ingram Content Group UK Ltd.
Pitfield, Milton Keynes, MK11 3LW, UK
UKHW021017220726
13924UKWH00001B/23